DE QUELQUES MODIFICATIONS

DANS

L'OPÉRATION DU BEC-DE-LIÈVRE

CHEZ LES ENFANTS A LA MAMELLE

PAR

ROBERT SAINT-CYR (Victor),
Docteur en médecine de la Faculté de Paris,
Externe des hôpitaux de Paris, (médaille de bronze de l'Assistance publique).

PARIS
A. PARENT, IMPRIMEUR DE LA FACULTÉ DE MÉDECINE
31, RUE MONSIEUR-LE-PRINCE, 31

1879

DE QUELQUES MODIFICATIONS

DANS

L'OPÉRATION DU BEC-DE-LIÈVRE

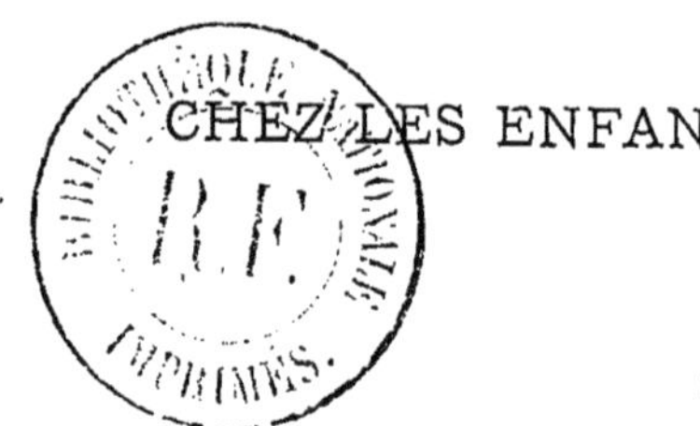

CHEZ LES ENFANTS A LA MAMELLE

PAR

ROBERT SAINT-CYR (Victor),
Docteur en médecine de la Faculté de Paris,
Externe des hôpitaux de Paris, (médaille de bronze de l'Assistance publique).

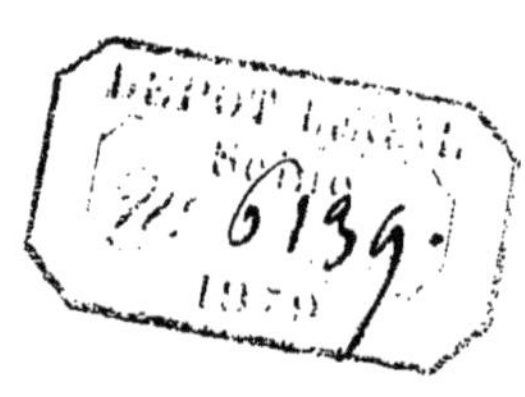

PARIS
A. PARENT, IMPRIMEUR DE LA FACULTÉ DE MÉDECINE
31, RUE MONSIEUR-LE-PRINCE, 31

1879

A LA MEMOIRE DE MA MÈRE CHERIE

A LA MÉMOIRE DE MON FRÈRE HUGUES

A la mémoire de mes grands-parents, les docteurs

CH. ROBERT DES CHEVANNES 1732.

J.-B. ROBERT DE GESNAIS, 1764.

PIERRE ROBERT (mon grand-oncle) 1803.

P. ROBERT le Jeune, 1804.

A MON PÈRE

LE DOCTEUR ROBERT SAINT-CYR

A MON FRÈRE CHARLES

A MA FAMILLE

A MES AMIS

A mon président de thèse et excellent maître :

M. LE DOCTEUR GOSSELIN

Professeur de clinique chirurgicale à l'hôpital de la Charité.
Membre de l'Institut et de l'Académie de Médecine.
Commandeur de la Légion d'honneur.

A M. LE DOCTEUR GALLARD

Médecin de l'hôpital de la Pitié.
Officier de la Légion d'honneur.

Recevez, cher maître, l'expression de ma reconnaissance.

A M. LE DOCTEUR MARC SÉE

Professeur agrégé à la Faculté de Médecine.
Membre de l'Académie de Médecine.
Ancien chef des travaux anatomiques.
Chirurgien de la Maison de Santé.
Chevalier de la Légion d'honneur.

Souvenir de son excellent accueil à l'École pratique.

A M. LE DOCTEUR DEVILLIERS

Membre de l'Académie de Médecine.
Chevalier de la Légion d'honneur.

Remerciements sincères pour le bienveillant intérêt que vous n'avez cessé de me témoigner au cours de mes études.

A mes autres maîtres dans les hôpitaux :

MM. HÉRARD, BOUCHUT, VIDAL

DE QUELQUES MODIFICATIONS

DANS

L'OPÉRATION DU BEC-DE-LIÈVRE

CHEZ LES ENFANTS A LA MAMELLE

INTRODUCTION.

En 1876, pendant mon externat à l'hôpital de la Charité, dans le service de mon très-affectionné maître, M. le professeur Gosselin, j'eus l'occasion d'assister à l'opération d'un bec-de-lièvre double compliqué de division concomitante de l'arcade dentaire, de la voûte palatine et du voile du palais; l'os intermaxillaire était projeté en avant, le lobule médian de la lèvre adhérent à l'extrémité du nez. Cet enfant, du sexe masculin, était âgé de six mois et demi; la difformité considérable méritait bien le nom de gueule-de-loup.

Depuis, en 1878, un de mes jeunes parents porteur

d'un bec-de-lièvre unilatéral gauche, compliqué seulement de la division de l'arcade dentaire et de saillie unilatérale de l'os intermaxillaire, mais ayant subi déjà une tentative infructueuse de restauration à l'âge de cinq semaines, fut opéré par M. Gosselin, que j'eus l'honneur d'assister. L'enfant avait alors trois mois et demi.

Enfin au mois de septembre 1878, M. Gosselin opérait en province une petite fille âgée de 4 mois et demi qui avait à la lèvre supérieure du côté gauche un bec-de-lièvre congénital unilatéral simple, n'ayant pas encore été opéré. C'est cette observation qui est reproduite plus loin et que M. Gosselin m'a lui-même communiquée (observation I, page 9).

En présence de ces trois cas différents, auxquels on peut rapporter les principaux types qui réclament l'intervention du chirurgien et qui furent opérés par diverses méthodes et couronnés de succès, il m'a paru intéressant, non plus de revenir sur la question d'opportunité relativement à l'intervention chirurgicale aux divers âges, mais sur les conditions opératoires qui doivent assurer le succès aux différentes époques de la vie.

Jusqu'à présent en effet, tout en reconnaissant la difficulté de réussir chez les très-jeunes enfants, on ne s'est pas beaucoup occupé de rechercher si certaines modifications des procédés ne pouvaient pas rendre le succès plus probable et compenser les dangers résultant de la faiblesse de l'opéré.

Il est incontestable qu'une opération de bec-de-lièvre réussie chez un enfant à la mamelle donne un résultat plus complet que la même opération également réussie chez un sujet plus avancé en âge; il ne l'est pas moins que le succès chez le très-jeune enfant est souvent compromis, soit par les complications resultant de la perte de sang et de la douleur, soit par l'irritation trop grande qu'occasionnent les moyens d'union généralement employés.

Opérer les jeunes enfants de façon à n'avoir ni douleur prolongée, ni écoulement sanguin abondant et de façon en même temps à obtenir presque à coup sûr la réunion sans inflammation consécutive intense et suppurative, tel est le problème dont la solution m'a préoccupé et me paraît sinon donnée entièrement, au moins très-avancée par les trois faits dont j'ai été témoin, et les commentaires dont M. Gosselin les a accompagnés dans ses leçons.

Si je ne me fais pas illusion, ce problème serait complétement résolu si dans l'avenir, au lieu de décrire l'exécution opératoire du bec-de-lièvre indistinctement pour tous les âges, les auteurs suivaient la marche que je propose dans cet essai, c'est-à-dire, décrivaient l'opération :

1° Chez le nouveau-né;

2° Chez l'enfant à la mamelle;

3° Pendant la seconde enfance;

4° Chez l'adolescent et l'adulte.

Mes observations n'ayant porté que sur des enfants à la mamelle, c'est de cette époque de la vie que je vais m'occuper exclusivement, tout en ayant la pensée que peut-être les modifications opératoires dont je vais parler s'appliqueraient au nouveau-né.

C'est après avoir recueilli mes observations que j'ai fait des recherches bibliographiques et j'ai trouvé quelques travaux, notamment ceux de : *M. Le Dentu* (1), *du professeur L. Le Fort* (2), *du Dr L. Geens* (3), *de Tirlemont (Belgique)*, dans lesquels l'opération en plusieurs temps et séances avait été faite, mais sans qu'on ait formulé le précepte général d'opérer toujours chez le nouveau-né et l'enfant à la mamelle, soit en une seule séance, mais en plusieurs temps, c'est-à-dire par avivements et points de suture successifs (4) soit en plusieurs séances plus ou moins éloignées les unes des autres.

Avant d'aller plus loin, je dois dire, pour éviter toute confusion par la suite, que je ne m'occuperai ici que du bec-de-lièvre congénital et que suivant la classification fort simple des auteurs du Compendium (5), qui répond d'ailleurs parfaitement aux besoins de la clinique, j'emploierai comme eux les expressions de bec-de-lièvre uni ou bilatéral, simple ou compliqué, me réservant pour ce dernier d'indiquer, suivant les cas, en quoi consiste la complication, son degré plus ou moins prononcé. Il ne sera donc pas question des raretés pathologiques et tératologiques qui trouvent

(1) Bull. de la Soc. de chir., 12 juin 1878, et Union médicale, n° du 2 juillet 1878.

(2) Bull. de thérapeutique, 1878, t. XCIV, 1re livr., p. 1.

(3) J. de méd. chir. et pharmacol., juillet 1878, t. LXVII, p. 3. Bruxelles.

(4) Nory (Ch.) Th. de Paris, 1877, p. 21.

(5) Comp. de chir. pratique, p. 518, t. III, 1852-1861.

place dans les classifications et descriptions didactiques.

Il est nécessaire d'ajouter que par enfant à la mamelle, j'entends avec le regretté professeur Lorain (1), dans son remarquable article sur les âges : cette période de la première enfance qui part de la sixième semaine environ et pour la presque totalité des enfants ne dépasse pas deux ans. C'est elle qui fait suite à la première période de la vie ou période de l'enfant nouveau-né, qui est une vie de transition, une époque difficile où des fonctions nouvelles succèdent aux fonctions intra-utérines. Cette période de l'enfant à la mamelle est, sans contredit, la plus intéressante au point de vue de l'opération du bec-de-lièvre, car bien peu d'enfants aujourd'hui sont opérés avant l'âge de six semaines, bien peu également après deux ans, quand les chirurgiens sont consultés à temps et peuvent fixer eux-mêmes l'époque de l'intervention.

Ceci posé, je ne crois pas devoir rejeter plus loin l'exposé des faits qui va servir de base aux déductions qui suivront.

CHAPITRE I.

EXPOSITION DES FAITS

OBS. I. — *Bec de lièvre unilatéral et simple à gauche, n'ayant pas encore été opéré.* — M. Gosselin a été consulté le 1er septembre 1878 pour un nouveau-né de trois semaines qui portait un bec-de-lièvre unilatéral à gauche, sans complication,

(1) Nouveau dict. de méd. et de chir. pratiques, p. 407, t. VI, 1864.

ni du côté du voile du palais, ni du côté de l'arcade alvéolo-dentaire. Seulement la solution de continuité remontait jusqu'à la narine dont l'aile gauche était notablement entraînée en dehors.

On désirait que l'enfant (c'était une petite fille) fût opérée immédiatement. Mais comme elle était pâle, chétive, et avait des digestions incomplètes qui se traduisaient par la couleur verdâtre des garde-robes, M. Gosselin pensa que l'opération avait grande chance d'échouer et pourrait même être mortelle. Il engagea donc les parents à prendre patience et à suivre le conseil qu'il donne aujourd'hui dans presque tous les cas, d'attendre la fin du quatrième mois, et de laisser le temps à la constitution de se développer et de prendre la vigueur nécessaire pour supporter les fatigues de l'opération e suffire à la réparation ultérieure.

Le 8 décembre, l'enfant ayant quatre mois et demi et paraissant se développer régulièrement, M. Gosselin fut invité à venir pratiquer l'opération à Châtillon-sur-Seine (Côte-d'Or).

Il s'y transporta le 15 décembre et, après avoir attentivement examiné, trouva qu'il serait bon de modifier l'opération de façon à avoir le moins d'écoulement sanguin possible et à n'avoir ni suppuration, ni cicatrices transversales. Il exécuta donc de la façon suivante l'opération par avivements successifs, qu'il nomme l'opération en *plusieurs temps*, mais en *une seule séance*.

Dans le *premier temps* il aviva, en se servant de la pince à griffes et d'un ténotome pointu bien tranchant, la partie supérieure du bec-de-lièvre d'abord à gauche, puis à droite dans une étendue de deux à trois millimètres en hauteur, et en enlevant complétement le lambeau très-mince de muqueuse aux dépens duquel cet avivement avait été opéré, puis au lieu de le continuer sur toute la hauteur de la fente, il plaça un premier point de suture métallique, en se servant d'une aiguille très-fine et d'un fil d'argent également fin avec lequel il traversa la lèvre à la jonction de ses deux tiers antérieurs avec son tiers postérieur. Ce fil fut fixé par torsion ainsi qu'on le fait habituellement aujourd'hui.

Passant ensuite au *deuxième temps*, M. Gosselin l'exécuta de la même façon, savoir : avivement, puis suture métallique sur une nouvelle hauteur de deux millimètres.

Mais pour le *troisième temps*, il aviva de haut en bas, sans détacher les petits lambeaux par en bas. Il les renversa et les appliqua l'un contre l'autre, par leur surface sanglante, conformément au procédé de Clémot et Malgaigne. Il eut ainsi au niveau du bord libre et pour éviter l'encoche consécutive, un prolongement beaucoup moins saillant que dans le procédé Malgaigne, et qui, si par hasard il était encore trop exubérant plus tard, nécessiterait une opération complémentaire beaucoup plus simple. Deux points de suture réunissant l'un, le bas de la lèvre proprement dit, l'autre, les deux petits lambeaux adossés, complétèrent ce troisième temps.

L'enfant a perdu très-peu de sang et le chirurgien a pu, sans se presser, affronter exactement les surfaces sanglantes et faire une opération plus régulière que s'il avait eu l'écoulement abondant fourni par l'avivement de toute la hauteur de la lèvre du premier coup. Une demi-heure après l'opération, l'enfant put se mettre à teter.

Il fut convenu que le médecin habituel de la famille retirerait le fil le plus élevé le cinquième jour, le suivant le sixième et les deux derniers le septième.

Les choses ont été faites comme il avait été convenu, la suppuration n'eut lieu ni sur la hauteur de la lèvre même, ni sur le trajet des fils. Seulement l'extrême pointe des deux petits lambeaux adossés s'est mortifiée et l'élimination a été suivie d'un petit bourgeon charnu qui n'a pas tardé à se cicatriser.

L'enfant a été ramené à M. Gosselin le 15 mai dernier. Le résultat est satisfaisant. Il n'y a pas d'encoche au bord libre, et les lambeaux adossés ne font pas une saillie exubérante, la conformation de ce bord est très-régulière. La cicatrice verticale se voit à peine et il en est de même de chacune des cicatrices correspondantes aux fils. Elles sont d'autant moins appréciables que la suppuration et l'ulcération n'ont pas eu lieu à leur niveau comme cela est si fréquent après la suture entortillée.

Notons d'ailleurs que cet heureux résultat doit aussi être attribué à ce que l'écartement n'était pas très-grand, l'arcade alvéolaire n'ayant pas offert de bifidité, et à ce que cet écartement n'avait pas été augmenté par une opération préalable non réussie.

Bref, le résultat eût été aussi parfait que possible s'il n'était pas resté un évasement de la narine, évasement auquel il avait été impossible de remédier.

Réflexions particulières à cette observation. — 1° L'opération, grâce au procédé adopté, n'a occasionné pour l'enfant qu'une perte de sang insignifiante.

2° Par ce procédé, on arrive très-exactement pour la juxtaposition en hauteur des surfaces avivées.

3° Le résultat a dépassé l'attente au point de vue de la restitution de la forme du bord libre de la lèvre et à ce propos, il est bon de faire remarquer l'importance du dernier temps (application des procédés de Clémot et Malgaigne ou Mirault) sur ce résultat (1).

(1) Je dois à l'obligeance de mon collègue et excellent ami Ozenne, interne provisoire des hôpitaux, une intéressante observation de bec-de-lièvre unilatéral simple, opéré en une seule séance et plusieurs temps, c'est-à-dire par avivements et points de suture successifs. Il est instructif, à plus d'un titre, de la rapprocher de la première observation qu'on vient de lire.

X..., âgée de 11 mois, bonne constitution, entre le 5 mars 1879 à l'hôpital Saint-Antoine, salle Sainte-Marthe, service de M. Benjamin Anger.

Elle avait été présentée à M. Anger à l'âge de 5 mois; l'ayant trouvée trop jeune, il l'ajourna à 6 mois. *Il ne veut pas opérer avant* 10 *mois et n'aime pas à dépasser* 15 *mois.*

Cette enfant est atteinte d'un bec-de-lièvre siégeant à

4° Il y a donc lieu d'adopter, dans son ensemble, le procédé employé et de l'appliquer à tous les cas de ce genre.

gauche et portant sur toute la hauteur de la lèvre. La division intéresse le maxillaire, mais dans une faible étendue, il n'y a pas de saillie des bords de la lésion osseuse, le rapprochement des parties molles est facile et suffisant. Donc opération de bec-de-lièvre simple.

10 mars. Dans la *même séance*, l'avivement des deux bords de la division labiale est pratiqué de haut en bas en trois fois. A chaque double avivement une épingle et un fil sont placés, il en faut deux pour le dernier avivement et de plus, afin de bien assurer le bord libre de la lèvre, un point de suture entrecoupée, est appliqué au moyen d'un fil de lin.

Le 11. Un peu de fièvre. Constipation combattue par quelques lavements simples.

Le 12. L'épingle supérieure est facilement enlevée, les autres opposant une certaine résistance sont laissées en place.

Le 13. L'épingle suivante est enlevée à son tour.

Il existe une certaine tension sur la suture; par précaution les deux autres épingles sont laissées en place.

Le 14. Une des épingles est tombée spontanément.

La dernière est facilement retirée.

Deux petites bandelettes de diachylon, prenant point d'appui sur les joues et ramenant les parties molles en avant, se croisent au niveau de la suture et la soutiennent.

Une semaine plus tard la réunion paraît solide, il n'existe plus qu'une légère suppuration au niveau du bord libre où a été appliqué le fil de lin, qui tombe le septième jour.

Douze jours après l'opération, l'enfant quitte l'hôpital. Elle est ramenée plusieurs fois à la consultation.

Le quinzième jour la guérison est complète, il reste une légère encoche sur le bord libre de la lèvre. On propose à la mère de la combler; elle refuse.

Nous nous demandons pourquoi M. B. Anger continue à

Obs. II (personnelle). — *Bec-de-lièvre unilatéral gauche, compliqué de division du bord alvéolaire, de saillie unilatérale de l'os inter-maxillaire, ayant déjà subi une tentative opératoire infructueuse pour la restauration de la lèvre.* — L. P..., garçon vigoureux, est né le 18 décembre 1876 avec un bec-de-lièvre unilatéral gauche compliqué de division de l'arcade dentaire et de saillie de l'os intermaxillaire du même côté. Il y a écartement assez considérable des parties molles.

Dans les antécédents de famille il n'y a eu aucun cas de ce genre, les parents sont bien constitués, l'enfant a une sœur plus âgée que lui également bien constituée.

Sur l'insistance des parents, une première tentative de réunion est faite le 22 janvier 1877, l'enfant étant âgé de 5 semaines. On procède par avivement pur et simple des bords de la fente labiale, plusieurs points de suture métallique sont appliqués, une aiguille avec suture entortillée est placée vers le bord libre de la lèvre. Le tout est enlevé au bout de 3 jours, résultat négatif.

Les parties molles ont été avec intention ménagées autant que possible en vue de l'avenir.

L'enfant n'a pas eu de fièvre et a continué à teter.

7 avril 1877. L'enfant, qui avait été amené de la province à M. Gosselin, subit une première opération.

Première séance. — Dans cette séance, qu'on pourrait appeler séance préparatoire, il fallut détacher dans une assez notable étendue les portions droites et gauches de la lèvre de leurs adhérences avec les os. Ce *premier temps* fut exécuté

employer la suture entortillée dans cette opération, alors que la suture entrecoupée avec fils métalliques réussit si bien avec son ingénieux procédé par avivements successifs, et nous pensons que l'encoche eût été évitée ou aurait eu de grandes chances de l'être si, en arrivant à une petite distance du bord libre de la lèvre, il avait terminé l'opération par le procédé de Henry, de Nantes, ou de Malgaigne, comme il le conseille lui-même ailleurs.

Voyez th. de Nory, 1877, p. 23, déjà citée.

au moyen du galvano-cautère. On obtint ainsi la mobilisation de ces parties, et ce qu'il y eut de remarquable, c'est qu'il ne s'écoula pas une goutte de sang après la section.

Dans un *deuxième temps*, résection au moyen d'une pince coupante de la portion saillante de l'os incisif, c'est-à-dire de la moitié gauche de cet os qui renferme l'incisive médiane supérieure gauche. Cette section donne un peu de sang, l'hémostase est faite immédiatement avec de l'amadou et une petite bande de linge fixée au bonnet de l'enfant qui put être retirée le lendemain. L'enfant continue à prendre parfaitement le sein.

Cependant la plaie osseuse fut longue à guérir et l'enfant assez fortement éprouvé. Quinze jours après l'opération, 22 avril, il était emmené à la campagne. Un mois plus tard la guérison était effectuée.

Au mois de juin suivant il fut présenté à M. Gosselin qui pensait continuer le traitement commencé, mais il trouva l'enfant encore trop affaibli de la précédente intervention et l'ajourna au mois d'octobre.

Deuxième séance. — Ramené pour la deuxième fois, l'enfant se trouve dans d'excellentes conditions, il s'est sensiblement fortifié.

Oct. 1877. M. Gosselin procède à la restauration des parties molles.

Opération en plusieurs temps. — M. Gosselin taille deux lambeaux à la façon de Giraldès, l'un adhère en haut, celui de droite, l'autre en bas, celui de gauche, mais il ne fait pas d'incision horizontale dans le sillon naso-labial et évite ainsi une cicatrice. Il continue à ce niveau, c'est-à-dire à gauche, l'avivement jusque dans la narine, point où viendra aboutir l'extrémité avivée du lambeau de droite relevé, le bord libre de la lèvre du même côté droit a été également avivé, ce qui augmente l'étendue de la surface cruente où viendra s'appliquer le lambeau externe ou gauche rabattu pour constituer le bord libre de la lèvre. Alors superposition pure et simple des lambeaux, M. Gosselin cherchant moins à rapprocher la narine, ce qui est bien difficile, qu'à avoir une bonne restauration de la lèvre ne tiraillant pas par conséquent les parties latérales, qui elles-mêmes trop rapprochées le plus ordinairement exercent sur la suture une traction nuisible et causent fréquemment l'insuccès.

Quatre points de suture sont appliqués avec des fils d'argent très-fins, deux horizontaux, aux extrémités des deux lambeaux, l'un vers la narine, l'autre au bord libre; deux verticaux sur les parties moyennes des lambeaux superposés. Les fils sont passés au moyen d'aiguilles très-fines et d'une pince spéciale, ils embrassent dans leur anse les deux tiers antérieurs de l'épaisseur des surfaces avivées.

En résumé : trois temps.

Premier temps. — On taille le lambeau de droite et avive son extrémité libre qui est suturée avec la partie correspondante avivée près de la narine à gauche.

Deuxième temps. — On taille le lambeau de gauche et on fixe son extrémité au bord libre de la lèvre avivé à droite dans ce but.

Troisième temps. — Points de suture intermédiaires suivant le besoin, ces lambeaux se trouvant superposés.

L'enfant refuse le sein, sevrage à 10 mois. Alimentation à la cuiller. Sa mère, très-intelligente d'ailleurs, soigne et surveille constamment l'enfant, soutient au besoin la suture. Tout se passe bien, il n'y a pas de suppuration, ces fils sont enlevés les cinquième et sixième jours. Le rétablissement est complet en six semaines.

La lèvre n'est pas assez haute, il y aura perfectionnement ultérieur.

3e *séance. — Séance complémentaire ou de perfectionnement.*

Le 15 mai 1878. Un petit lambeau est taillé de façon à rester adhérent à gauche, un avivement est fait à droite; le petit lambeau de gauche est amené au-dessous de cet avivement et fixé par un point de suture vertical à l'extrémité droite de cet avivement. Un autre point de suture est placé horizontalement pour réunir la surface avivée du bord libre et la surface correspondante du petit lambeau déjà placé au-dessous d'elle.

Cette fois le milieu où se trouve l'enfant est accidentellement vicié, deux des personnes qui l'entourent sont prises successivement d'angine pultacée.

L'enfant lui-même plus fort, plus intelligent et par contre plus irritable, pleure fréquemment; aussi faut-il soutenir la suture avec une petite bandelette collodionnée.

Toutes ces conditions réunies déterminent sur la figure de l'enfant (joues et lèvre supérieure) une éruption eczémato-impétigineuse, il y a de la fièvre, de la suppuration qui font craindre pour le résultat, mais suppuration et fièvre tiennent à l'éruption, la suture n'en réussit pas moins, en grande partie; seule l'extrémité du petit lambeau se mortifie.

Un petit bourgeon charnu qui restait à l'entrée de la narine, depuis la première opération, est extirpé d'un coup de ciseaux trois semaines après, l'enfant ayant été ramené de la campagne où il avait été précédemment achever sa convalescence.

M. Gosselin trouve le résultat obtenu déjà très-satisfaisant; cependant il y aura lieu un peu plus tard de combler l'encoche légère qui reste. Ce sera l'objet d'une *nouvelle séance de perfectionnement*. Jusqu'à présent elle n'a pas eu lieu.

Actuellement l'enfant a 2 ans et demi, les cicatrices sont blanches et peu visibles, l'aile du nez est toujours un peu écartée et aplatie, l'encoche légère du bord libre de la lèvre s'est un peu effacée.

La dentition s'est faite régulièrement, elle est complète, moins naturellement l'incisive enlevée dans la première opération. L'incisive médiane supérieure droite qui reste est déviée et jaune, il y aura lieu de surveiller la deuxième dentition.

La parole est très-distincte et son timbre normal.

Réflexions particulières à cette observation. — 1° Il est aisé de voir que si l'enfant avait été opéré en une seule séance, il serait probablement mort, vu que, s par extraordinaire il avait résisté, la suture eût presque à coup sûr manqué de nouveau, non plus à cause de la saillie de l'os, mais à cause du mauvais état et de l'affaiblissement du sujet;

2° Il est inutile de faire ressortir la simplicité et les avantages de la deuxième séance, l'enfant étant bien portant et le chirurgien se trouvant en présence d'un bec-de-lièvre unilatéral simple avec un assez grand écartement, résultat de la première opération manquée, écartement qui a servi, il est vrai, d'indication dans le *choix du procédé*, comme nous l'exposons plus loin p. 26;

3° Outre les raisons de force et de résistance chez l'enfant qui se retrouvent à toutes les interventions nouvelles, les séances ultérieures *complémentaires* ou de *perfectionnement*, suivant l'expression de M. Gosselin, sont autant de petites opérations successives, venant se greffer sur des parties que le temps a rendues plus solides, sans compter que l'on voit mieux ce qui est fait et ce qui reste à faire;

4° Les séances espacées ont de plus l'avantage d'éviter un traumatisme trop prolongé et par là même la douleur et le choc nerveux qui en résultent;

5° On remarquera qu'il y a eu une certaine différence dans l'exécution du procédé de Giraldès, si on s'en rapporte exactement aux descriptions fournies par tous les auteurs à la suite et y compris celle de Giraldès lui-même;

6° Dans ce cas, il a manqué, pour atteindre toute la perfection désirable et possible, une séance de perfectionnement. Le résultat obtenu était déjà si satisfaisant que les parents jusqu'ici s'en sont contentés.

Obs. III. — (personnelle) *Bec-de-lièvre double compliqué.*

Gueule-de-loup. (*Résumée.*) — H. L..., né le 22 septembre 1875, est affecté d'un bec-de-lièvre double compliqué de division complète de la voûte et du voile du palais. Le vomer est suspendu, isolé entre les deux portions horizontales des palatins. L'os intermaxillaire est saillant, presque horizontal, le lobule charnu médian adhérent à l'extrémité du nez, l'enfant a une physionomie repoussante.

Cet enfant, d'ailleurs bien portant, s'élève très-bien à la cuiller, entre dans le service de M. Gosselin pour la première fois le 8 avril 1876 avec sa grand'mère qui s'occupe de lui avec beaucoup de dévouement.

Il est âgé de 6 mois et demi, les parents jusqu'ici ont négligé tout traitement.

Le 10 avril. M. Gosselin dans UNE PREMIÈRE SÉANCE procède ainsi :

Premier temps. — Dissection du lobule médian de la lèvre qu'il laisse appendu à l'extrémité du nez dans le but de restaurer la sous-cloison.

Deuxième temps. — Résection de l'os intermaxillaire au moyen de la pince de Liston.

Troisième temps. — Restauration de la sous-cloison par le procédé de Dupuytren, c'est-à-dire, avivement de l'extrémité libre du lobule charnu, avivement en arrière sur ce qui reste de la gencive au-dessus de la section du pédicule osseux et point de suture entrecoupée, pour réunir ces deux parties avivées.

La dissection du lobule a donné peu de sang, la section du pédicule en donne un peu plus abondamment, cet écoulement sanguin est immédiatement et très-facilement arrêté au moyen d'un cautère pointu. Les jours suivants il ne survient aucune complication, l'enfant continue à boire à la cuiller, mais il est pâle et se remet lentement de cette première secousse; aussi M. Gosselin se félicite d'avoir ainsi limité son intervention et l'envoie à la campagne avec recommandation de ne le lui ramener que lorsqu'il sera complétement guéri et bien fortifié.

Le 6 juillet. Trois mois plus tard, l'enfant est ramené à la Charité, salle Sainte-Catherine, il est dans de bonnes condi·

tions, sa santé est satisfaisante, la seconde partie de l'opération est décidée.

Deuxième séance. — L'écartement en raison même de la difformité est considérable, c'est le procédé de Giraldès qui est employé.

Nous avons vu dans l'opération précédente comment M. Gosselin l'exécute. Seulement dans ce cas, les parties droite et gauche de la lèvre étant suffisamment mobiles, il n'y eut pas besoin de pratiquer des décollements.

Le 2 juillet. L'enfant quitte l'hôpital parfaitement guéri, le résultat obtenu est très-satisfaisant si on se reporte à l'affreuse difformité préexistante. Il reste un peu d'aplatissement du nez, la lèvre est d'une hauteur convenable, une légère encoche persiste, elle sera facile à corriger.

Comme dans le cas précédent le perfectionnement définitif n'a pas été effectué, sans doute pour les mêmes raisons.

Réflexions particulières à cette observation. — De même que dans le cas précédent :

1° Le petit malade fut très-éprouvé par la première séance, et il y a lieu de se demander ce qui serait advenu, si l'on avait tout fait en une fois ;

2° De même également, la deuxième séance a été fort simple. Si l'écartement était considérable, c'était à cause de l'étendue de la lésion congénitale et non plus pour cause d'intervention prématurée non réussie ;

3° En raison de la saillie de l'os intermaxillaire, de l'adhérence du lobule charnu au bout du nez, il a fallu recourir au procédé de Dupuytren, que M. Gosselin conseille toujours dans les cas analogues ;

4° Chez cet enfant, le résultat obtenu quant aux parties molles l'a été d'emblée à la deuxième séance. Il n'y a pas même eu une séance de perfectionnement.

Remarques générales sur les trois observations précédentes. — Sur ces trois opérations, une de bec-de-lièvre simple a été pratiquée chez une enfant de quatre mois et demi non encore opérée.

Pour les deux autres, becs-de-lièvre, uni et bilatéral compliqués; dans un cas l'enfant a été mis en traitement à trois mois et demi, à un an et cinq mois tout était terminé.

Dans le dernier cas le traitement est commencé à six mois et demi, l'enfant n'ayant pas été présenté plus tôt à M. Gosselin, à neuf mois il était guéri de son infirmité.

Il est bon de faire ressortir encore que dans les deux cas de bec-de-lièvre compliqué, qui ont nécessité chacun plusieurs séances, le résultat final, presque sûrement, peut-être la vie de l'enfant elle-même, eussent été compromis par la méthode habituelle d'intervention en une seule séance.

Enfin, dans les trois cas, les sutures ont été faites avec des fils d'argent très fins qui n'ont jamais coupé les tissus.

CHAPITRE II.

RÈGLES DE L'INTERVENTION OPÉRATOIRE CHEZ L'ENFANT A LA MAMELLE.

Tels sont les faits qu'il m'a été donné d'observer; m'appuyant sur eux, il me reste à exposer, pour les différents cas qui peuvent se présenter dans la pratique, les règles de l'intervention opératoire chez l'enfant à la mamelle porteur d'un bec-de-lièvre congénital uni ou bilatéral, simple ou compliqué.

En suivant la méthode que je propose et qui est celle de M. Gosselin, on pourra entreprendre de bonne heure, et avec toutes les chances possibles de succès, la cure du bec-de-lièvre chez l'enfant à la mamelle, même si ce bec-de-lièvre est compliqué, ce qui est sans contredit le point le plus important, puisque dans ce cas les lésions profondes ont d'autant plus de chance de s'améliorer dans la suite que l'opération portant sur les parties molles a été moins différée.

On a vu que la première des conditions est relative à l'enfant qui doit se bien nourrir, être suffisamment fort et bien portant, et que lorsqu'il en a le choix, c'est généralement vers le quatrième mois que M. Gosselin entreprend l'opération. Une fois décidée, elle est pratiquée suivant la variété à laquelle appartient le bec-de-lièvre, comme je vais l'établir.

A.

Becs-de-lièvre n'ayant pas encore été opérés.

PREMIER CAS. — Bec-de-lièvre unilatéral simple.

Une seule séance. Plusieurs temps. — On emploiera le procédé que M. B. Anger appelle : opération du bec-de-lièvre par avivements successifs et continus (1), qui serait bien mieux caractérisée opération par avivements et sutures successifs. Pour le *dernier*

(1) Th. Nory, 1877, p. 21, loc. cit;

temps, quand il ne lui reste plus qu'une petite partie de la lèvre à aviver et suturer en approchant du bord libre, M. Gosselin termine en s'inspirant des procédés de Clémot et Malgaigne ou Mirault, d'Angers, et taille deux petits lambeaux qu'il renverse et suture ensuite. Ce procédé est détaillé dans notre première observation.

Un écartement considérable des deux bords de la division labiale, une adhérence complète des parties molles aux os sous-jacents pourraient nécessiter une séance de plus (c'est même par elle qu'on eût dû commencer alors) ou simplement un temps de plus si l'enfant est jugé assez fort pour subir le tout dans la même séance.

Cet écartement peut justifier l'emploi d'un autre procédé, s'il est par trop considérable; mais ces faits s'éloignent de la règle ordinaire dans le cas de becs-de-lièvre simples.

DEUXIÈME CAS. — Bec-de-lièvre double simple, lobule médian bien conformé. Ce cas est assez rare et la conduite à tenir fort simple.

Deux séances éloignées. Plusieurs temps. — C'est-à-dire avivements et sutures successifs pour chacune d'elles.

C'est le premier cas appliqué deux fois.

TROISIÈME CAS. — Bec-de-lièvre double simple, lobule médian insuffisant.

Deux séances. — Plusieurs temps dans chaque séance.

Pour M. Gosselin.

1re *séance.* — Réunion par avivements et sutures

successifs des deux côtés du lobule à une étendue correspondante des portions droites et gauches de la lèvre supérieure.

2me *séance.* — Il ne reste plus qu'à réunir sur la ligne médiane et au-dessous du lobule les parties droites et gauches de la lèvre jusqu'au bord libre.

Procédé. — Avivements et sutures successifs et en arrivant au bord libre, Clémot ou Mirault. Voyez premier cas.

Pour M. Geens (1).

1re *séance.* — Le bord gauche du lobule charnu est suturé à la portion correspondante de la lèvre divisée.

2me *séance.* — Comme bec-de-lièvre simple. Il emploie suture entortillée, après avivement par les méthodes habituelles. Si le procédé du Dr Geens est mis en usage, il sera préférable de lui appliquer la nouvelle méthode par avivements et sutures successifs. Voyez premier cas.

QUATRIÈME CAS. — Bec-de-lièvre unilatéral compliqué de division plus ou moins étendue de la voûte palatine, mais de saillie unilatérale de l'os intermaxillaire.

Deux séances.

1re *séance.* — 1er *temps.* — Résection de la partie saillante de l'os intermaxillaire.

2me *temps.* — S'il y a lieu, décollement des parties molles.

2me *séance.* — Avivements et sutures successifs s'il

(1) Journ. de méd. de chir. et de pharmacologie de Bruxelles, loc. cit.

existe un trop grand écartement, ce qui arrive le plus souvent dans les cas de ce genre, procédé de Giraldès, nous avons indiqué comment M. Gosselin l'exécute *en trois temps*. Voyez deuxième observation.

CINQUIÈME CAS. — Bec-de-lièvre bilatéral compliqué de division plus ou moins étendue de la voûte avec saillie de l'os intermaxillaire, accollement du lobule médian à l'extrémité du nez et absence de sous-cloison (1).

Deux séances.

1re séance. — *1er temps.* — Résection de l'os intermaxillaire procédé de Franco, après dissection du lobule charnu laissé adhérent à l'extrémité du nez, pour restaurer ensuite la sous-cloison suivant le procédé de Dupuytren, ce qui fait l'objet d'un *deuxième temps.*

3me temps. — Décollement des adhérences s'il y a lieu. Je dis s'il y a lieu, car ce temps pourrait être reporté à la *seconde séance* que je vais indiquer, ou faire l'objet d'une *séance spéciale.*

2me séance.—Procédé de Giraldès, car l'écartement est toujours considérable dans ce cas. Voyez troisième observation qui fait l'objet du cinquième cas.

(1) A ce propos, parmi les chirurgiens qui ont été amenés par la force des choses à faire l'opération du bec-de-lièvre compliqué chez l'enfant à la mamelle en plusieurs séances, je dois citer encore M. le professeur Richet, qui dans une observation rapportée par M. Pétiau (Th. de Paris, 1875) a exécuté en plusieurs séances une opération de bec-de-lièvre compliqué par des procédés particuliers sur lesquels je n'ai pas à m'expliquer ici.

B.

Becs-de-lièvre ayant déjà subi une tentative de restauration suivie d'insuccès.

C'est dans ces cas, qu'il s'agisse d'un bec-de-lièvre unilatéral ou bilatéral, simple ou compliqué, qu'il sera nécessaire d'avoir recours au procédé de Giraldès, à cause de l'écartement considérable qui existe toujours dans ces circonstances. L'enfant qui fait l'objet de notre deuxième observation rentre dans cette catégorie.

J'ai indiqué pour chaque cas le nombre de séances nécessaires pour obtenir le résultat désiré ; souvent, quoique l'on fasse, il reste une encoche, je dirai même qu'en faisant l'opération on ne doit pas trop s'en préoccuper ; de là ces séances que M. Gosselin appelle : *séances complémentaires ou de perfectionnement.* C'est au chirurgien qu'il appartient de juger leur opportunité et leur nombre.

Ne voulant pas multiplier inutilemeut les cas particuliers, il me reste à parler de quelques variétés que j'ai laissées de côté ; le lecteur les rangera sans peine avec moi au rang qui leur convient dans le cadre que je viens de tracer.

Le bec-de-lièvre unilatéral compliqué, sans saillie unilatérale de l'os intermaxillaire, rentrera dans le premier cas.

Le bec-de-lièvre bilatéral compliqué sans sailliede l'os intermaxillaire, avec lobule médian bien conformé, rentrera dans le deuxième cas.

Le bec-de-lièvre bilatéral compliqué, sans saillie de l'os intermaxillaire, mais avec lobule médian insuffisant, rentrera dans le troisième cas.

Le bec-de-lièvre composé de Giraldès (1), c'est-à-dire bec-de-lièvre bilatéral simple d'un côté qui rentrera dans le premier cas, compliqué de l'autre qui trouvera place dans une des catégories établies suivant la nature de la complication.

Enfin, pour ne rien omettre, le bec-de-lièvre analogue au cas si rare, rapporté par les docteurs Cabadié et Berdinel (2), dans lequel la complication est poussée si loin qu'il manque l'os intermaxillaire, rentrera dans le cinquième cas. Il y aura simplement une séance en moins, celle de l'ablation de l'os intermaxillaire.

Je n'ai pas cherché à établir de règles pour les cas extraordinaires par la même raison qui me les a fait laisser de côté au début. C'est qu'ils ne constituent pas les formes courantes de la clinique.

Bec-de-lièvre médian des lèvres supérieure ou inférieure, cryptes folliculeux de cette dernière.

Bec-de-lièvre génien ou commissural qui peut s'accompagner de lésions si étendues et si complexes, telles sont ces raretés qu'il me suffit de nommer.

Ces restrictions faites, on voit que quel que soit le cas de bec-de-lièvre qui vienne réclamer l'intervention du chirurgien, il sera toujours possible de le faire rentrer dans une des catégories opératoires que je viens de proposer. Je n'ai pas la prétention qu'elles

(1) Giraldès. Cliniques, 1869.

(2) France médicale, 1876, p. 685.

soient d'une rigueur absolue, elles pourront, comme les procédés opératoires, varier dans leurs détails, suivant des circonstances qu'il est impossible de prévoir et que le chirurgien appréciera. Cependant pour ces procédés opératoires, je dirai que j'ai indiqué sans parti pris ceux qui semblaient, suivant chaque cas, le mieux remplir le but ; mais je le répète ici, ce qui me paraît le point capital et nouveau dans la question que je traite, c'est, si l'on peut s'exprimer de la sorte, « la fragmentation réglée suivant les cas, de l'intervention chirurgicale, la dosant pour ainsi dire d'après la force du sujet et le résultat partiel à obtenir, comme l'on fait en thérapeutique médicale des grands médicaments. »

Quant au bec-de-lièvre accidentel, il peut survenir à tout âge, son nom l'indique, et comme les autres lésions de l'orifice buccal, congénitales ou pathologiques, réclamer des opérations spéciales dont l'ensemble constitue une des applications particulières de la restauration autoplastique, la chéiloplastie; je la laisserai de côté, car elle m'entraînerait en dehors de mon sujet. Il n'en sera pas de même de l'urano-staphylorrhaphie; mais avant de l'aborder, je veux répondre à une objection qui pourrait m'être faite.

On dira : la méthode que vous proposez a l'inconvénient d'exiger de part et d'autre un temps assez long, des opérations répétées.

Je répondrai : qu'est le temps devant le succès? Peut-on d'ailleurs raisonnablement s'arrêter en présence de considérations évidemment secondaires quand il est prouvé que par les moyens indiqués, les dangers que court trop souvent la vie de l'enfant à la mamelle par le modus faciendi habituel, sont réduits à leur minimum pour ne pas dire totalement supprimés ?

CHAPITRE III.

QUELQUES MOTS AU SUJET DE L'URANO-STAPHYLORRHAPHIE

Je serais certainement incomplet, si après m'être occupé de l'opération du bec-de-lièvre chez l'enfant à la mamelle, je ne m'arrêtais pas un instant sur cette importante question de l'urano-staphylorraphie dans les cas où il est compliqué de lésions de la voûte palatine.

Il est en effet nécessaire pour l'opérateur du bec-de-lièvre chez les enfants à la mamelle, de savoir si oui ou non il doit tenir compte de la lésion palatine au point de vue opératoire dans cette même période de la première enfance.

Tel est le seul côté par lequel la question de l'urano-staphylorrhaphie se rapporte à mon sujet. Examiner à quelle époque de la vie on doit la pratiquer, c'est répondre au point qui m'occupe.

La question prise dans son sens le plus large paraît nettement tranchée aujourd'hui et la grande majorité des chirurgiens est d'avis, étant donné un enfant porteur d'un bec-de-lièvre uni ou bilatéral, compliqué de division plus ou moins étendue de la voûte palatine, d'opérer d'abord le bec-de-lièvre; plus tard on aura recours à la staphyhrloraphie, l'uranorrhaphie ou l'urano-staphylorrhaphie suivant l'étendue de cette division.

Cherchant avant tout comme dans les autres parties de mon travail à m'écarter le moins possible de mon sujet, je laisserai de côté tout ce qui a rapport à l'adulte. D'ailleurs en ce qui le concerne, l'intervention chirurgicale ou la prothèse sont encore en présence pour certains chirurgiens, et l'accord ne me paraît donc pas à ce point de vue aussi absolu qu'en ce qui touche l'enfant.

Revenant à ce dernier et précisant davantage, on doit se demander :

1° A quelle époque exacte de l'enfance il faut pratiquer cette opération, étant admis que c'est elle qui mérite la préférence sur la prothèse.

2° L'opération une fois décidée, s'il faut la pratiquer avant ou après celle du bec-de-lièvre.

Autant de questions délicates, j'y répondrai avec M. le professeur Trélat (1), m'appuyant sur la grande expérience qu'il possède de ces faits, et c'est après avoir passé en revue toutes les considérations pour ou contre la thèse qu'il soutient, qu'il arrive aux conclusions suivantes :

Lorsque la division palatine s'accompagne de division labiale, c'est-à-dire de bec-de-lièvre, on doit opé-

(1) Bulletin de la Soc. de chir , 1877. nouv. série, t. III, p. 440. Progrès médic., mars 1878, et G. Humbert, in Revue des sc. méd., 1878, par Hayem, t. XI, p. 701.

rer celui-ci aussitôt que possible, car cette opération rapproche et fusionne quelquefois les bords de la fente alvéolaire.

Il examine plus loin si l'opération mérite la préférence qu'il lui accorde. Il ne faut pas, dit-il, attendre un langage correct, mais il sera intelligible, et l'on obtiendra une grande amélioration par l'éducation vocale.

De plus la gustation est restituée, la déglutition corrigée, la séparation des cavités nasale et buccale rétablie, et ces derniers avantages lui semblent très-suffisamment justifier l'intervention chirurgicale, pour qu'il termine par ces mots :

« Dans les cas de division congénitale, l'urano-staphylorrhaphie paraît donc l'emporter sur la prothèse. »

Quant à l'époque précise où il convient d'opérer, M. Trélat s'exprime ainsi : « Si on a le choix, c'est de 2 à 4 ans qu'il faut intervenir. L'enfant est sevré, résistant, et de la sorte on opère après l'âge dangereux, avant l'âge de la parole. »

M. Lannelongue (1) sollicité par les mêmes circonstances à s'expliquer sur cette question de l'urano-staphylorrhaphie est, en ce qui concerne l'âge, du même avis que M. Trélat.

Ces deux opinions déjà si autorisées sont pleinement confirmées par la conduite des opérateurs, car nous en voyons bien peu aujourd'hui qui conseillent

(1) Bull. de la Soc. de chir., 1877, loc. cit. Revue des sc. médic., t. XI, p. 702, loc. cit.

et pratiquent les opérations palatines avant deux ans, c'est-à-dire chez les enfants à la mamelle, et c'est précisément ce que nous voulions établir.

C'est avec l'idée qu'on ne doit pas faire seulement ce que l'on peut, mais le mieux que l'on peut, que j'ai entrepris et accompli ce travail, aidé et soutenu par les conseils de mon savant et excellent maître, auquel je ne puis mieux faire en terminant que d'exprimer ma profonde gratitude. Je serai heureux si j'ai atteint le but que je me proposais : rendre à ceux qui me liront la tâche plus facile en fixant d'une manière plus précise la conduite à tenir dans la question si délicate et si discutée jusqu'ici de l'indication opportune d'intervention chirurgicale dans les différents cas de bec-de-lièvre congénital qui peuvent se présenter chez l'enfant à la mamelle.

CONCLUSIONS.

1° On doit opérer le bec-de-lièvre simple ou compliqué chez les enfants à la mamelle, quand ils sont bien portants.

2° C'est généralement du quatrième au huitième mois qu'il faut opérer.

3° Pour le bec-de-lièvre unilatéral simple une séance suffit, mais il convient de la faire par avivements et points de suture successifs.

4° Pour les cas compliqués, deux, trois séances ou plus, suivant la nature du fait, sont nécessaires.

5° Avec ces conditions on a toutes les chances possibles pour arriver à un succès caractérisé par une conformation aussi régulière qu'on peut l'obtenir.

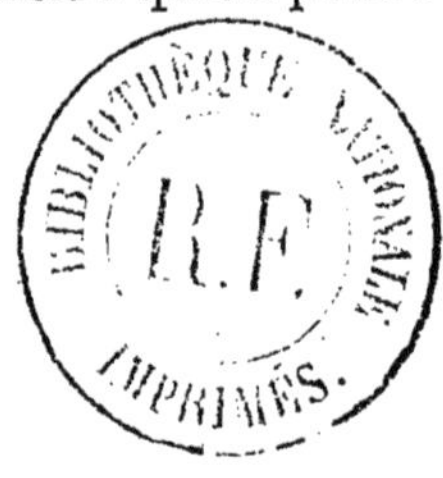

PARIS. — A. PARENT, imp. de la Faculté de Médecine, r M.-le-Prince 29-31.

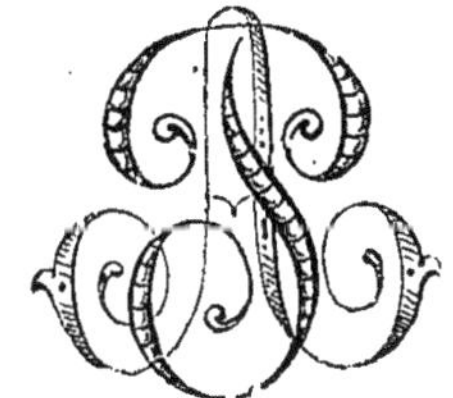

www.ingramcontent.com/pod-product-compliance
Ingram Content Group UK Ltd.
Pitfield, Milton Keynes, MK11 3LW, UK
UKHW020359250726
13967UKWH00005B/2373